NOUVEAU SYSTÈME

DE

PROTHÈSE DENTAIRE,

SUIVI

DE QUELQUES CONSEILS SUR LA CONSERVATION DES DENTS,
DE LA CAUSE LA PLUS COMMUNE DES MALADIES
DES DENTS, DES MOYENS D'Y REMÉDIER,
DE L'ERREUR DE QUELQUES
PRÉJUGÉS QUI PÈSENT
SUR L'ART DU
DENTISTE.

PAR V. PIAULT, Md-Dentiste a Paris.

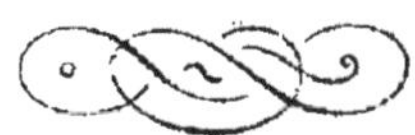

REIMS,

IMPRIMERIE DE E. LUTON,
PLACE NATIONALE, 5.

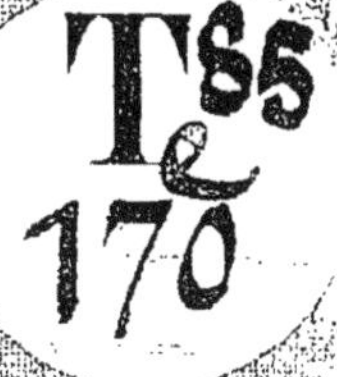

NOUVEAU SYSTÈME

DE

PROTHÈSE DENTAIRE,

SUIVI

DE QUELQUES CONSEILS SUR LA CONSERVATION DES DENTS,
DE LA CAUSE LA PLUS COMMUNE DES MALADIES
DES DENTS, DES MOYENS D'Y REMÉDIER,
DE L'ERREUR DE QUELQUES
PRÉJUGÉS QUI PÈSENT
SUR L'ART DU
DENTISTE,

PAR **V. PIAULT**, Mn-Dentiste a Paris.

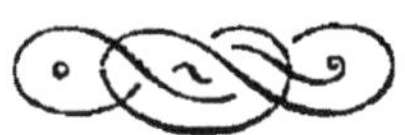

REIMS,
IMPRIMERIE DE E. LUTON,
PLACE NATIONALE, 5.

1850

NOUVEAU SYSTÈME

DE

PROTHÈSE DENTAIRE.

Chacun apprécie aujourd'hui les progrès immenses qu'a faits de nos jours l'art du Dentiste, et l'on est à même de reconnaître les services importants que notre art est appelé à rendre. Un organe aussi précieux, aussi nécessaire, comme complément de la perfection de notre être, que celui des dents, devait éveiller l'industrie, cette maladie de notre époque, et bientôt faire tomber notre profession dans le domaine du charlatanisme. Mais si un ignorant charlatanisme a exploité l'art du dentiste, nous voyons avec plaisir des hommes versés dans la science s'y consacrer avec ardeur et s'occuper d'une manière toute spéciale de l'odontologie. Fauchard, Bourdet, Dionis, Jourdain, Duval et tant d'autres, ont laissé des ouvrages très-profonds. Si nous jetons un coup-d'œil sur les auteurs étrangers, en Angleterre, en Allemagne, en Italie, nous voyons Berdmore, Bennet, Bew, Fox, Lewis, Albrecht, Aronson, Blumental, Pauli, Mabins, Lavini, Campani, etc., qui tous ont laissé des ouvrages très-judicieux sur l'art du dentiste.

L'art du dentiste, très-honoré chez les anciens pendant plusieurs siècles, fut un peu oublié, et, par malheur pour notre profession, il ne sortit de cet oubli que pour être exercé par des empiriques et des ignorants téméraires, d'un esprit aventureux, et qui ont introduit des méthodes barbares et des drogues superflues, et qui, trompant la bonne foi du public, tout en s'appuyant sur la réputation de praticiens instruits qui les avaient précédés, ne laissent à leurs successeurs qu'une réputation peu honorable. Encore de nos jours, notre profession ne semble-t-elle pas être acquise plus que jamais à cette foule d'empiriques, à ces prétendus guérisseurs qu'on voit de toutes parts? Les campagnes et les villes sont également infestées de charlatans qui distribuent leurs poisons et la mort. Pour peu que l'on jette un coup-d'œil sur ce qui se passe aujourd'hui dans notre profession, on est étonné de voir combien les idées fermentent dans toutes les têtes; chaque dentiste se dispute une spécialité, tous veulent avoir la priorité.

Un Mémoire qu'un honorable dentiste vient de publier dit, en parlant de ces dentistes improvisés comme on en voit tant depuis quelque temps : « Veut-on savoir d'où sortent ces individus qui inondent Paris et la province? De ces opérateurs ignorants, dont le nombre, seulement à Paris, est d'environ quatre cents; de ces bazars ambulants que la promulgation de la loi sur les ventes à l'encan a fait fermer. Ne pouvant plus exercer une industrie qui portait un notable préjudice aux marchands patentés, la plupart se sont improvisés dentistes. »

On compte encore de petits marchands faillis,

d'anciens prétendus hommes de lettres (illettrés), d'anciens domestiques de chirurgiens militaires, et enfin cette foule d'êtres équivoques et immoraux qui jadis couvraient nos places publiques, et dont les associés dévalisaient les spectateurs pendant l'escamotage d'une muscade ou l'extraction d'une dent. Ce simple tableau soulève le cœur et excite l'indignation. Honte donc à qui permet un tel scandale ! Veut-on savoir comment opèrent et travaillent certains dentistes ? en voici un exemple : Un sieur A..... est tout à la fois fabricant d'allumettes chimiques, marchand d'accordéons et dentiste; il fabrique, vend et opère à son domicile; il se dit chirurgien-dentiste, et prend dans ses lettres le titre de *chérurgien-mécanicien*. Un médecin qui, dès la première entrevue, avait deviné toute l'ignorance de cet homme, lui demande, en présence de plusieurs témoins : Qu'est-ce qu'une artère, une veine? On appelle artère ou veine, répondit-il avec suffisance, des petits boyaux qui contiennent du sang. Après la lecture d'une réclame, M. C. conduisit ses deux enfants chez cet homme habile, mais, au moment où ce dernier se disposait à visiter la bouche de l'un d'eux, M. C. le pria de se laver les mains, qui étaient dans un état de malpropreté à soulever le cœur : — Parbleu, répondit-il, si j'étais obligé de faire ce que vous me demandez pour chaque bouche que je visite, je passerais à cela la moitié de mon temps; soyez sans crainte, les personnes qui sont venues chez moi n'avaient pas la gale. M. C., peu rassuré par cette déclaration, tint lui-même la tête de ses enfants, et cet opérateur, après avoir vu leurs bouches, reconnut que, dans l'une, deux dents incisives poussaient en dedans de l'arcade dentaire, et il prononça qu'il suffirait de 4 flacons de l'eau dont il est inventeur pour les replacer.

Furieux d'avoir été considéré comme une dupe, le père emmena ses enfants, et laissa à cet homme son eau merveilleuse.

Un autre se dit professeur de prothèse dentaire et assure que ses râteliers sont les seuls masticateurs, qu'on peut broyer les aliments les plus rebelles à la mastication. D'abord, pour devenir professeur, il faut préalablement avoir été élève; ensuite, pour la qualité de ses dentiers, qu'on demande à une dame Holsbacher ce qu'elle pense de celui qu'il a voulu lui faire payer 600 fr., et dont un expert a déclaré l'impossibilité de faire usage. La *Gazette des Tribunaux* du mercredi 24 mai 1843 a rendu compte des débats de cette affaire. Que le lecteur cherche et lise, et il sera édifié; il faut bien qu'on sache que ce prétendu dentiste était tout simplement un pauvre petit marchand colporteur de draps, puis marchand de jouets d'enfants, et plus tard rédacteur d'un petit journal qu'on ne lisait guère, et qu'ayant dû céder la place à un autre plus capable que lui, à défaut d'autre état, il se fit dentiste le lendemain de son abdication littéraire; les études de ce dentiste ont été faites dans une maison gardée, rue de Clichy. Le lendemain de sa sortie de cette maison, on lisait au-dessus de sa porte : P. S., DENTISTE.

Dans ce qui précède, il ne s'agit que de la tromperie dont le public a droit se plaindre, et qui fait tort seulement à la bourse des gens simples et crédules. Mais j'arrive à des faits qui présentent un bien autre caractère de gravité; ces faits prouvent que chaque jour l'ignorance et l'empirisme mettent au désespoir quelques familles.

Récemment un ouvrier se présente chez un de ces dentistes, et mourut deux heures après avoir quitté le siége où il s'était placé pour se faire extraire une dent : l'opérateur avait fracturé la branche montante du côté de la mâchoire inférieure, et déchiré les muscles masseter et ptérigoïdiens en voulant extraire la portion de l'os fracturé. A Valenciennes, un autre soi-disant Dentiste, le sieur A....., a fait plusieurs opérations, dont trois méritent plus particulièrement d'être signalées. A la suite de l'extraction de dents molaires, un homme qui occupe un poste honorable fut atteint d'une fistule gengivale ayant sa source dans le sinus maxillaire qui avait été fracturé ; pour guérir cette affection, l'opéré a dû subir pendant neuf mois un traitement douloureux et dispendieux.

Deux autres personnes durent s'aliter, l'une pendant quatre mois, l'autre pendant plus de cinq mois, par suite de la fracture d'une portion de la mâchoire inférieure. Après d'atroces souffrances, on retira à la première, par-dessous le menton, deux squirrhes de deux centimètres de longueur : il résulta de cette opération la perte des muscles de la partie attaquée et d'une partie de l'os maxillaire inférieur, et une cicatrice hideuse, avec dépression de deux centimètres de profondeur. Les souffrances de l'autre victime du sieur As... ne furent pas moins grandes, car on fut obligé de l'opérer vers le trou mentonnier et à la base de la joue, pour enlever une esquille d'environ trois centimètres de longueur. Enfin, il y a peu de temps, M. Emonnet, l'un des commissaires de police de Paris, sortit de chez un dentiste improvisé avec le sinus maxillaire fracturé, et fut obligé de se faire faire l'amputation de cet os ; il est mort des suites de cette opération. Enfin, il n'y a pas de jours où la bonne foi du public ne se laisse prendre à toutes ces jongleries ; je le dis à regret, depuis quelques années surtout, cet effronté cynisme scientifique redouble d'astuce et de mauvaise foi ; et si l'art du dentiste est tombé si bas, il ne faut s'en prendre qu'à un certain nombre de dentistes qui, pour satisfaire leur amour du lucre, l'ont exploité avec ce génie mercantile dont notre profession devrait se préserver avec soin.

Beaucoup de personnes livrent trop facilement leur bouche à des dentistes dont tout le talent consiste en une foule de moyens inutiles, d'autant plus cachés, qu'ils présentent leur méthode sous forme de travail quasi-scientifique.

Le charlatanisme à lui seul occupe un terrain immense ; il ne connaît point de bornes, parce qu'il n'est guère possible que, dans la quantité d'objets qu'il embrasse, le hasard ne serve pas quelquefois l'ignorance. Aucune partie n'offre tant d'attraits pour les charlatans que celle de dentiste ; il y a d'autant plus de ressources, qu'on désire naturellement avoir les dents belles, les conserver, ne point souffrir, ou être très-promptement débarrassé du mal.

Les journaux sont continuellement remplis de promesses si séduisantes, que beaucoup de personnes, même sans aucune souffrance, succombent à la tentation de se livrer à ces hommes dont nul ne place l'intérêt général au-dessus de son intérêt particulier. On ne saurait trop se méfier de toutes ces manœuvres, et on ne devrait jamais confier sa bouche qu'à un praticien dont le savoir-faire soit bien reconnu.

Ces conseils, nous les adressons surtout aux dames, qui acceptent inconsidérément tout ce qu'on leur présente sous forme de mixture, poudre, opiat, etc. Nous ne saurions trop le répéter, rien n'est dangereux comme toutes ces préparations faites sans connaissance des dents, connaissance qui comprend l'histoire physiologique de l'appareil dentaire, la pathologie, ou altération vitale des dents, et la thérapeutique appliquée à leur guérison.

Causes ordinaires des Maladies des Dents.

La cause la plus commune des maladies des dents est sans contredit l'oubli de l'hygiène dentaire, que la plupart des personnes, même les plus éclairées, négligent; et cependant rien n'est plus important, puisque cela intéresse la santé de tous nos organes. En est-il un qui réclame plus de soins que la bouche et qui mérite plus d'attention ? Les fonctions continuelles des dents, leur mécanisme si essentiel pour broyer les aliments, prouvent assez leur utilité. Un examen plus réfléchi nous prouve également qu'elles sont aussi nécessaires pour la digestion que la sécrétion salivaire, la mucosité du palais, l'air et la langue : ce sont elles qui, par la trituration des aliments, forment un chyle qui peut se distribuer sans occasionner d'embarras dans le sang. Mais là ne se borne pas encore leur utilité : elles aident les fonctions de la langue et des lèvres, facilitent la prononciation, soutiennent les joues, et contribuent à l'ornement du visage. D'un principe exquis de sensibilité, la bouche est le siége du goût; c'est par elle que l'on peut constater les qualités sapides des corps, et, comme le dit M. Taveau (1), elle nous offre ainsi pour notre conservation, par l'intermédiaire de ce sens précieux, des avis qui se renouvellent à chaque instant sous

(1) **Hygiène de la bouche**, par Tᵣᵉ Taveau. 1833.

le caractère séduisant du plaisir. Auxiliaire presque indispensable de l'estomac dans l'acte de la digestion, c'est elle qui fait subir aux substances étrangères dont nous faisons notre nourriture habituelle le premier de ces changements successifs en vertu desquels elles deviennent pour chaque organe les éléments de sa nutrition et les matériaux de son accroissement.

Quelque nécessaire que soit l'intégrité de la bouche pour l'entretien de la santé, tout ce que l'on peut faire ou dire à son égard semblerait peut-être exagéré, si cette partie ne procurait encore à l'homme quelque chose de plus que les intérêts matériels, ou, pour mieux dire, si elle ne contribuait de la manière la plus directe à multiplier les jouissances de son être moral, en agrandissant la sphère de sa vie de relations. La bouche est la partie la plus remarquable de la physionomie; une bouche avec de belles dents est sans contredit un des caractères les plus brillants du visage.

Conserver les dents est donc le but vers lequel le dentiste qui exerce notre art en praticien expérimenté et consciencieux doit toujours diriger ses recherches : il puisera ses moyens dans l'hygiène dentaire, dans la thérapeutique applicable aux maladies des dents, et dans une prothèse conservatrice et rationnelle de la bouche. Les affections des dents et des gencives ont des causes si diverses, qu'il faut, indépendamment de l'hygiène générale qui s'applique à la conservation de la santé, chercher les moyens qui sont applicables à chacune des parties. Un nombre infini de maladies ou de dispositions vicieuses des dents, jointes aux causes morbides variées que l'on rencontre dans l'enfance, peuvent occasionner diverses affections des dents : les dents peuvent se carier, soit pour être trop serrées et retenir dans leurs interstices quelques portions acides des aliments, soit qué, pendant la nuit, il y adhère une matière suburale, d'où il résulte, si l'on n'a pas le soin de l'enlever, une irritation, produite presque toujours par une partie acide, qui naît spontanément dans la bouche, et qui, par un séjour prolongé, exerce une action délétère sur les dents.

On peut envisager **deux** causes principales des affections des dents : l'une, externe, comme les dents mal rangées et trop serrées, et toutes les causes agissant au-dehors ; l'autre, interne, provenant d'une salive âcre et chargée d'acides produits par un vice du sang, en un mot, d'une constitution dont la faiblesse et l'irritabilité disposent les organes à une détérioration progressive et prématurée.

Si l'on examine quelles sont les causes de la plupart des maladies des dents, l'expérience démontre que le plus grand nombre résultent de l'oubli de l'hygiène dentaire et du peu d'attention donné à la bouche.

Les maladies des dents peuvent avoir leur principe dans nos humeurs, ou dans notre première constitution, que nous tenons de nos pères ou de nos mères, attaqués par exemple de scrofules, ou qui sont cacochymes, et transmettent à leurs enfants un sang vicié, avec le germe de cette maladie. C'est donc dans le plus jeune âge qu'il faut chercher à remédier à cette affection ; c'est aux parents et au médecin à donner tout de suite une bonne nourrice d'une santé parfaite ; car, dès ce premier moment, l'enfant subit l'influence du régime hygiénique, d'où dépend presque toujours sa bonne ou mauvaise constitution.

Que les mères sachent bien que les premiers éléments de nutrition que l'enfance puise dans le lait, sa première alimentation, ont une grande influence sur sa constitution. S'il prend un mauvais lait, il sera sujet aux coliques, aux vomissements, et le digérera très-difficilement; la face de l'enfant devient pâle, des éruptions paraissent à la peau, la fièvre finit par venir et par se compliquer de convulsions; alors la dentition ne peut avoir lieu régulièrement au milieu de ces affections; elle contribue au contraire à les augmenter; et combien d'enfants périssent après avoir donné les plus belles espérances, et dont la perte entraîne souvent avec elle celle des douceurs d'une union qu'on n'a formée que dans l'espoir de se donner des successeurs!

Le changement de nourriture aux enfants, dans le temps qu'on les sèvre, peut encore contribuer à engendrer un vice scrofuleux ; nous pouvons même ajouter que c'est un temps critique pour eux, car c'est celui où ils sont le plus sujets à cette maladie. Cette affection a lieu surtout chez les enfants qui sont nourris d'aliments grossiers et d'une mauvaise qualité, et dont les organes de la digestion sont en mauvais état. Il arrive souvent que ces engorgements se forment dans les glandes du mésentère, ce qui les jette dans le marasme et l'atrophie et les fait périr en peu de temps. La dentition est encore une des causes de scrofules, parce qu'elle est souvent suivie de fièvre et de convulsions, et comme, pendant ce temps, on ne fait observer pour l'ordinaire aucun régime aux enfants, il n'est pas possible qu'ils ne fassent pas de mauvaises digestions, d'où résulte un chyle épais et visqueux qui donne lieu à cette maladie.

Les aliments crus et de mauvaise digestion fournissent un chyle de mauvaise qualité ; le chyle ne saurait être vicié sans que le sang le soit aussi, puisque c'est lui qui le forme; la lymphe qui en émane doit par conséquent avoir le même caractère, ce qui forme un obstacle à son cours dans ses propres vaisseaux, surtout dans ceux des glandes, qui sont extrêmement fins et dénués d'action; et comme la circulation de cette humeur est fort lente dans ces organes, son séjour relâche le tissu de ces glandes et y forme des engorgements.

L'eau de neige fondue, les eaux croupissantes, marécageuses, nébuleuses, rendent aussi la lymphe propre à se durcir dans ces glandes, comme on est à même de l'observer chez les sujets qui habitent les endroits marécageux et froids des Alpes et des bords de la Manche, parce que ces eaux sont chargées de beaucoup de parties nitreuses qui épaississent la lymphe et la disposent à former ces engorgements. La viscosité du chyle, due à toute autre cause, peut aigrir et épaissir la lymphe, au point de ne pouvoir plus traverser les pores des glandes et de s'y embarrasser. Ces causes peuvent être le principe de beaucoup d'affections des dents et des gencives. J'ai remarqué que, chez ces individus, les dents sont plus susceptibles de carie, par la raison que, chez eux, les dents sont d'une texture plus faible et plus friable, et le tissu disposé à une prompte décomposition. Leurs dents, quoique belles en apparence, présentent à la vue diverses nuances : celle que l'on rencontre le plus communément est celle d'un blanc laiteux, ou d'un blanc bleu terne; la mauvaise composition de leur tissu s'affecte facilement, se décompose et donne lieu à une ulcération qui se produit le plus souvent de l'intérieur à l'extérieur, comme je viens de le démontrer. Les causes générales de la carie des dents sont semblables à celles de toutes les affections du même genre qui attaquent les parties du système osseux. Ainsi, le scrofule, le rachitisme, en général tous les tempéraments où le système muqueux domine, joint à cela l'action d'une foule de substances irritantes variées dans leur nature, sont des causes de la multiplicité relative des caries des dents. Quant au siége principal de la carie dentaire, on le trouve presque toujours dans l'inflammation de ce que l'on a coutume de nommer pulpe dentaire, qui n'est autre qu'un tissu vasculaire nerveux doué d'une exquise sensibilité et susceptible de s'irriter très-promptement. Comme nous venons de le dire, si la nature de la carie, quand elle affecte les dents, paraît être la même que la carie des autres os, les progrès cependant ne sont plus les mêmes et sont modifiés par l'organisation de la substance de la dent. Pour qu'il y ait carie, il faut qu'il y ait ramollissement du tissu, précédé presque toujours d'une sorte de cartilaginification de la partie qui n'a point encore été envahie; alors la dent a perdu de sa vitalité, de sa consistance, sans pour cela que cet organe soit frappé de mortification complète; car, avant d'arriver à sa destruction totale, elle passe par diverses transformations, c'est-à-dire que les agents solubles s'y trouvent réunis, et que ces agents agissent sur la dent à la manière d'un acide, qui la dépouille de son phosphate de chaux et la réduit à sa substance cartilagineuse.

Les soins du dentiste, pour le traitement des caries dentaires, doivent être comme pour toutes les affections du même genre; c'est au dentiste à rechercher et à combattre les causes qui ont donné lieu à la maladie; il doit employer le traitement le plus propre à pouvoir amener cet organe dans les conditions convenables pour y faire les diverses opérations et en prolonger la durée.

Quand la carie est à son début et qu'elle con-

siste en une seule tache externe, on peut en arrêter
le progrès avec la lime, ou tout autre instrument
approprié. Mais, dans le cas où la dent est profon-
dément affectée, bien qu'elle soit encore forte et
solide, le dentiste doit préférer l'oblitération de la
cavité, soit par un mastic métallique, soit par l'or
fin préparé pour cet usage. Mais, avant de pratiquer
cette opération salutaire et conservatrice, il faut
s'assurer que le noyau pulpeux vasculaire de la
dent, que la membrane centrale est mise à dé-
couvert. S'il y a inflammation et douleur, il sera
facile de s'en rendre compte, en s'assurant si la
dent est sensible au chaud, au froid, à la pression
sur un corps dur : dans ce cas, il est indispensable
de dissiper ces douleurs, de détruire l'inflammation, et d'arrêter les progrès de la carie.

Pour arriver à ce résultat, on a préconisé une
foule de moyens; ainsi on a successivement employé et quelques dentistes emploient encore aujourd'hui les spiritueux et les huiles essentielles.
Ces moyens remplissent rarement le but que l'on
s'était proposé, et nous sommes journellement con-
sultés par des personnes qui s'étaient crues gué-
ries parce qu'elles avaient eu un soulagement de
quelques jours, soulagement qu'il faut attribuer
plutôt à la suppuration du cordon nerveux du ganglion de la dent, qui a souvent lieu à la suite
d'une inflammation. Ces remèdes, je le répète, et
j'en ai l'intime conviction, loin de détruire le principe morbide des dents attaquées de carie, n'ont
aucune action rationnelle et sûre, et n'ont pour
résultat que d'irriter la pulpe de la dent, d'enflam-
mer les gencives.

Il ne m'appartient pas de signaler les déceptions
auxquelles tous ces moyens ont donné lieu, déceptions que j'ai éprouvées moi-même avant d'être

parvenu à composer ma liqueur pour le traitement des dents.

Frappé du peu de ressources de la médication que l'on employait pour les dents, j'ai, à mon début, cherché dans la thérapeutique un mode de traitement pour la carie des dents ; enfin, après de nombreux essais, je suis parvenu à en trouver un, aussi rationnel et aussi énergique que possible.

Le nombre infini de personnes que j'ai soumises à mon nouveau traitement, les heureux résultats que j'ai obtenus, même dans des cas où tout avait été employé, l'accueil bienveillant que beaucoup de médecins ont prodigué à cette nouvelle médication m'a suffisamment dédommagé de mes peines ; du reste, on verra avec intérêt les cas nombreux de guérisons que j'ai obtenues avec cette méthode, lorsque l'on considère qu'en Prusse et à Bruxelles, dans l'espace de quatre mois, j'ai traité 1,600 personnes.

L'usage de cette liqueur est sans danger ; il présente tous les avantages, et offre une ressource précieuse dans les cas si nombreux où de vives et insupportables douleurs de dents se font ressentir.

Me fondant sur une expérience acquise par des succès nombreux, je puis avancer sans exagération que, par l'emploi bien entendu de cette préparation, on parviendra à guérir la majeure partie des caries, surtout si l'on en fait usage aussitôt que l'on s'aperçoit de la carie.

Sans doute on rencontrera des dents dans des conditions si mauvaises, que l'extraction sera inévitable ; mais ces opérations seront exceptionnelles. Nous désapprouvons le dentiste qui, par un intérêt sordide, cherche à plomber ou à remplacer une dent, sans s'assurer si cette dent peut être ou conservée ou remplacée par une autre. Nous blâmons aussi ceux qui sont toujours prêts à extraire trop légèrement les dents de leurs malades. Extraire toutes les dents cariées, c'est ôter le mal et en détruire la cause, sans doute; mais le dentiste qui suit cette pratique, loin de s'élever à la hauteur de sa profession, qui est essentiellement conservatrice, ne descend-il-pas au rôle ignoble d'arracheur de dents?

Il y aura toujours assez de cas malheureusement qui nécessiteront cette opération; mais, je le répète, ces cas, par la suite, deviendront beaucoup plus rares, lorsque les dentistes auront propagé le traitement des dents.

De l'Obturation, et de l'action de nettoyer les Dents.

L'obturation des dents, qui consiste à combler les cavités formées par la carie avec un métal ductile et malléable, a longtemps porté et porte encore le nom de plombage, nom qui lui fut donné parce que d'abord on s'est servi uniquement de plomb pour obturer les dents.

Si la carie n'est que superficielle et qu'elle n'attaque qu'une faible partie de la dent, on peut enlever cette carie avec la lime, et cautériser ensuite. Mais, si la carie pénètre jusqu'à la pulpe, et qu'elle soit sensible au chaud, au froid, ou à la pression sur un corps un peu résistant, il faut préalablement lui faire subir un traitement avant de l'obturer; car la cavité étant profonde, la lime ne peut suffire, puisqu'elle détruirait alors une couche trop épaisse de la substance osseuse, et le ganglion de la dent ne tarderait pas à devenir le siége d'une inflammation. C'est donc à l'obturation, ou plombage, qu'il faut avoir recours. Mais, avant de procéder, il est important de s'assurer si la dent est tout-à-fait insensible, et si la carie dont elle est affectée ne présente pas cet aspect sanieux et humide qui en rend la cure difficile. Il est des dents dont la carie est parfaitement indolore, et qui n'en font pas moins souffrir le patient, parce que chez elles le périoste alvéolaire est malade ; tous les dentistes ont pu constater cette particularité par la percussion, qui est douloureuse, tandis que le contact de la sonde dans l'intérieur de la dent ne l'est nullement.

Il y a des caries qui ne sont sensibles que quand on expose la cavité de la carie à l'action du froid et du chaud ; et quand, au contraire, on la tamponne avec du coton imbibé d'alcool ou d'éther, elle devient insensible : évidemment, dans ces deux derniers cas, il n'y a pas contre-indication au plombage. Quand la carie est sanieuse et humide, il s'écoule un liquide ichoreux, et, s'il existe une odeur ammoniacale, c'est une règle sans exception ; cette dernière circonstance compromettant toujours le succès de l'opération, il est urgent de guérir complètement cette sorte de carie avant d'obturer la dent. Plusieurs dentistes se sont vantés d'avoir trouvé des compositions dont la propriété est infaillible ; j'avoue qu'ils sont plus heureux que moi, et que ma liqueur, avec le concours de notre pâte alumineuse, si efficace dans bien des cas, a besoin, pour cette exception, d'être secondée par l'emploi du feu, il faut de toute nécessité détruire la substance cartilagineuse en laquelle a dégénéré le tissu dentaire, faute de quoi les agents les plus en vogue viendront échouer contre le principe morbifique de la dent. Comme je viens de le démontrer, une chose importante pour tout dentiste consciencieux

et qui tient à sa réputation, est de s'assurer si les
dents que l'on veut obturer sont dans les conditions
voulues; le dentiste doit y apporter tous ses soins
et toute son attention; et si les dents que l'on veut
plomber ou aurifier présentent cet aspect sanieux,
dans ce cas, il faut bien se garder d'en faire l'obturation : c'est au Dentiste à en chercher la cause,
tâcher de la détruire, et ne plomber la dent qu'a-
près s'être bien assuré qu'elle n'est plus douloureuse, que son cordon nerveux ni la pulpe ne sont
plus enflammés, et qu'il n'y a plus sécrétion du
liquide. L'obturation des dents est une des opérations qui demandent le plus de soin et d'attention;
il faut que le dentiste y apporte une grande sus-
ceptibilité, un examen consciencieux. Une chose
très-importante, c'est que le métal, soit de l'or, soit
de l'étain, ou pâte, etc., que l'on infuse dans la
dent, repose sur une partie bien saine. Il faut nettoyer avec soin la carie, afin de dépouiller la dent
de toute la partie altérée, et quand la dent se trouve
bien nettoyée, que la carie est bien détergée, alors
on peut en faire avec sûreté l'obturation. Tous ces
préliminaires ayant été faits avec soin, le métal re-
posant sur une partie bien saine, la carie s'arrête
et ne reparaît plus.

De toutes les préparations que l'on emploie pour
obturer les dents, je ne me sers, pour ma pratique,
que de l'or en feuilles très-pur et de ma pâte miné-
rale, composée en partie d'argent vierge et d'or
au titre. Le mastic minéral dont je me sers s'emploie à froid; il est malléable et devient aussi dur
que les dents. Ce mastic n'a pas l'inconvénient de
s'oxider, comme le plomb ou l'étain, et toutes les
pâtes métalliques dont on se sert, qui sont acces-
sibles à l'action de l'oxigène; cette oxidation, pénétrant au fond de la carie, tend à l'entretenir :

c'est là le grave inconvénient qui fait donner une préférence méritée à l'or pur en feuilles et à mon mastic minéral. Le plombage à chaud surtout a l'inconvénient d'occasionner de vives douleurs et d'irriter souvent le canal dentaire, au point d'être obligé de déplomber la dent, pour employer un autre moyen. Il est toujours fâcheux pour un dentiste de répéter plusieurs fois la même opération, ce que conseille Maury en pareil cas : certes, ce savant dentiste a raison; mais cela est souvent, pour certains clients, d'un mauvais effet.

Avant de clore ce paragraphe de l'obturation des dents, il nous reste un cas à examiner, celui où l'organe plombé fait éprouver de violentes douleurs. Les malades, après l'application du métal, ressentent, malgré toutes les précautions que j'ai indiquées plus haut, un sentiment obscur de gêne et de distention dans la dent plombée; on peut quelquefois faire cesser ces accidents par les antiphlogistiques et quelques dérivatifs sur les membres inférieurs. Un régime diététique adoucissant peut quelquefois arrêter l'inflammation du bulbe dentaire et du périoste alvéolaire. Mais, si tous ces moyens sont infructueux, il vaut mieux cependant désobturer la dent, et mettre d'abord dans la cavité un morceau de ouate, imbibé d'une dissolution de mastic dans l'éther, afin d'amener la dent à pouvoir être obturée plus facilement par le métal.

Extraction du Tartre.

Autour de la partie de l'ostéide dentaire, qui, sous le nom de couronne, fait saillie hors de l'alvéole, se dépose une substance calcaire ou tartre, sécrété, selon certains auteurs, par des glandes particulières,

et qui, selon moi, provient plutôt des liquides de la
bouche, qui sont plus ou moins chargés de sels
terreux, et des exhalaisons qui ont lieu, surtout pendant le sommeil, joints à cela, comme l'a dit judicieusement un praticien expérimenté, M. Talma,
de Bruxelles, l'âge adulte, certaines maladies, telles
que la goutte et les affections rhumatismales, etc.
L'usage d'aliments âcres fortement épicés, du tabac
mâché, et tout ce qui peut irriter les gencives et la
bouche, dispose à cette incrustation dentaire et la
rend quelquefois considérable.

S'il n'est enlevé tous les matins par des soins de
propreté, le tartre s'amoncèle autour de la couronne,
une première couche se durcit, et ainsi de suite, et,
par sa présence, détache la gencive de son point
d'union avec la dent, la ronge et l'irrite, pénètre
quelquefois jusque dans la cloison osseuse de l'alvéole, déchausse la dent et la rend vacillante par le
peu d'adhérence qu'elle a avec le périoste, et finit
par la faire tomber. Le tartre irrite et enflamme
la membrane muqueuse des gencives : de là les
aphtes, la nécrose du bord alvéolaire, et généralement l'inflammation des gencives, ou gengivite,
qui donne lieu à une suppuration souvent infecte;
de là le tartre, qui infeste et défigure les bouches.
Malgré l'intégrité des dents, que de santés compromises par des digestions pénibles, qui ne sont dues
qu'à une mauvaise trituration des aliments! car il
est un principe en hygiène, c'est qu'il faut, pour
ainsi dire, que la première digestion se fasse dans
la bouche.

Cet enduit calcaire est le signe d'une négligence
et d'une malpropreté impardonnables; dans cet
état, la bouche a un aspect malpropre, parfois hideux, et exhale une odeur fétide, repoussante.

La nature a gravé sur notre extérieur, comme

dans un miroir fidèle, toutes les passions de l'âme et toutes les qualités de l'esprit; l'on peut même dire que la bouche de l'homme est le panorama vivant de son intelligence ou de sa stupidité.

Voyez, dans le monde, une femme jeune et jolie; tout annonce chez elle une réunion de perfections physiques ; de tous côtés s'élève un concert d'admiration pour proclamer sa beauté, mais, si vous vous approchez d'elle, tout le prestige va tomber, et, si vous lui parlez, une haleine infecte vous accuse le mauvais état de sa bouche; après un nouvel examen, vous voyez des dents noires et sales, des gencives blafardes, sanieuses, enflammées, et vous vous retirez avec un sentiment profond de tristesse, et, malgré vous, vous supposez un laisser-aller dans sa personne qui n'est certes pas à son avantage. Souvent, au contraire, une femme qui, sans être jolie, aura des dents saines ou au moins propres, dont les gencives seront d'un rose tendre et d'un aspect agréable, qui donne à toute la bouche un air de pureté et de fraîcheur si généralement apprécié dans le monde civilisé; la femme, dis-je, qui se trouvera dans ces conditions, plaira sans être jolie; sa conversation aura plus de charme, et elle donnera la preuve qu'une femme n'est jamais laide avec de belles dents. Ce n'est pas qu'on ne puisse avoir un caractère très-estimable avec des dents gâtées, laides ou inégales ; mais ce dérangement physique provient la plupart du temps de maladie ou de quelque mélange d'imperfection morale.

Celui qui n'a pas soin de ses dents, qui ne cherche pas du moins à les entretenir en bon état, trahit déjà, par cette seule négligence, des sentiments peu élevés. La forme des dents, leur position et leur propreté (en tant que cette dernière dépend de nous) indiquent, plus qu'on ne pense, nos goûts et nos penchants; la bouche, en un mot est l'interprète et le représentant de l'esprit et du cœur; elle réunit, dans son état de repos et dans la variété infinie de ses mouvements, un monde de caractères; elle est éloquente jusque dans son silence.

L'accumulation du tartre peut avoir un effet très-délétère sur les gencives et les dents; l'affection la plus commune occasionnée par le tartre, c'est l'inflammation. Les gencives sont des parties glanduleuses qui, avec les autres glandes de la bouche, concourent à filtrer la salive ; elles servent encore à sertir et à consolider les dents; de toutes les parties molles ou charnues, elles sont aussi les plus sujettes à différentes maladies : elles s'affaissent, se détruisent, se consument, et leurs glandes s'obstruent, tant par les dispositions intérieures que par notre propre négligence, quelquefois même par les remèdes dont on fait usage; car les meilleurs, quand ils ne sont pas appliqués à l'espèce de maladie pour laquelle ils conviennent uniquement, ou administrés à propos, loin de produire aucun bon effet, ne font qu'aggraver le mal. Les alvéoles sont les étuis où logent les racines des dents; ils servent par conséquent à les affermir sur leur base. Quand ils sont détruits, la dent n'a plus de soutien, elle devient branlante et incapable de contribuer à la mastication ; ainsi, la conservation des alvéoles n'est pas moins importante que celle des gencives. Cette gaîne osseuse, chez certains sujets, est fort mince, ce qui fait que leurs dents sont faibles et ne peuvent faire certains efforts sans être bientôt ébranlées. Ces sortes de dents exigent donc beaucoup de ménagements et de soins; la moindre négligence est irréparable, et si on laisse s'amasser le tartre autour de ces dents, les gencives se gonflent, le sang, par son séjour, se corrompt, et il altère, non seulement les gencives, mais encore l'alvéole, qui se consume et se détruit peu à peu, ou du moins se ramollit de façon que la dent n'a plus toute sa stabilité. La plupart de ceux qui ont de ces dents dont la base est mal assurée disent qu'ils ne veulent point faire toucher à leurs dents, parce qu'elles sont trop mauvaises ou trop délicates, et qu'ils n'osent pas y toucher eux-mêmes : dans cette idée, on laisse amasser sur les dents du limon et du tartre qu'on n'ose pas enlever ; ainsi les gencives s'engorgent et se gonflent sans qu'on pense à donner une issue au sang superflu qu'elles contiennent ; ce sang, par son séjour, se corrompt et détruit enfin le soutien des dents, qui finissent par tomber d'elles-mêmes, ou deviennent si douloureuses, qu'on est forcé de les faire ôter.

Une malheureuse expérience ne fait que trop voir l'illusion d'une pareille conduite. Quiconque est en pleine santé ne doit point faire de remèdes, il doit seulement s'attacher à la conserver par un bon régime ; un malade, au contraire, ne peut se procurer un trop prompt secours ; car, s'il laisse faire à son mal de certains progrès, il ne retirera souvent aucun fruit des meilleurs remèdes : ceci s'applique aux maladies des gencives.

On entend dire tous les jours qu'il ne faut point tant toucher aux dents, parce que cela les ébranle, les déchausse, en ôte l'émail ; parce qu'on connaît plusieurs personnes qui ont perdu leurs dents de bonne heure pour y avoir trop fait travailler, tandis qu'on en voit d'autres qui les ont très-belles et très-bonnes, quoiqu'elles n'y fassent presque jamais rien. Je réponds que ceux qui ont perdu leurs dents de bonne heure avaient des dents mal constituées, ou de mauvaises dispositions qui en ont occasionné la perte; s'ils ont eu recours au dentiste, il l'ont fait sans doute appeler trop tard, ou quand tout ce qu'il était possible de faire humainement pour eux était d'en retarder la ruine. Lorsqu'on s'adresse à un bon dentiste, il n'y a rien à craindre des différentes opérations qu'il peut pratiquer sur les dents ; tout ce qu'il fera tend à leur conservation. Il arrivera aussi quelquefois qu'à cause de ce préjugé le dentiste ne veut rien faire ni rien prescrire au malade, parce qu'il voit bien que ses dents ne pourront se conserver qu'un certain temps, et qu'il craint qu'on ne lui en attribue la perte, tandis qu'il pourrait au moins l'éloigner par ses soins.

Le seul moyen de prévenir ce dépôt sur les dents consiste dans des soins journaliers, soins de propreté soutenus, que toute personne susceptible doit avoir; c'est un moyen bien simple et des plus efficaces pour la conservation des dents. Ces précautions locales consistent, au sortir du lit, comme première chose à faire, de se rincer la bouche avec de l'eau qui ne soit pas trop froide ni trop fraîche, par exemple, l'eau qui a passé la nuit dans la chambre. L'eau pure peut suffire, mais il est préférable d'y joindre quelques gouttes d'un élixir dont nous donnons ici la formule; alors, avec la brosse, vous enlevez tous les matins ce dépôt de mucosités qui n'est encore qu'à l'état de pâte; mais c'est tous les jours qu'il faut avoir ces soins, et se servir tous les deux jours d'une poudre dentifrice bien appropriée aux soins hygiéniques des dents. Si vous oubliez pendant quelques jours cette précaution, ce dépôt prendra la consistance de la pierre, et tous vos soins seront infructueux.

Quelques personnes frottent leurs dents avec le coin de leur serviette, et croient ainsi enlever le limon tartreux qui s'est déposé pendant la nuit : c'est une erreur, ce moyen, loin d'être favorable à la conservation des dents et à leur propreté, leur est, au contraire, très-nuisible, parce que, par ce frottement, vous ne faites que repousser le dépôt dans les interstices des dents, et comme cette partie, par sa disposition, est plus propre à retenir le tartre, il s'y durcit très-promptement et acquiert un volume considérable (1). Mais, lorsque cette concrétion pierreuse a envahi toutes les dents, il importe de s'en débarrasser le plus tôt possible ; car, par l'accumulation successive de nouvelles couches, on verra se développer tous les accidents dont nous avons parlé plus haut ; c'est donc le moment de consulter un dentiste habile, qui seul peut remettre la bouche à son état normal. L'extraction du tartre, vulgairement appelée nettoyage des dents, est une opération qui, par un absurde préjugé, est regardée par bien des gens comme déchaussant les dents, altérant leur émail, etc. A cela je répondrai qu'il n'y a aucun danger pour les dents, quand cette opération est faite par une main exercée.

Oui, il existe encore des personnes courbées sous le joug de ce préjugé, à savoir : qu'il ne faut pas se faire nettoyer les dents, parce que cela les déchausse et les ébranle : c'est une erreur que de supposer à cette opération un effet compromettant pour les dents ; dans son ignorance profonde, le vulgaire a imputé à l'opération employée trop tard, et mettant à nu le mal déjà produit, les résultats de ce mal lui-même. Bien loin de là, cette opération contribue

______

(1) J'ai dans mon cabinet deux dents enveloppées d'une couche pierreuse, que j'ai extraites à une dame allemande, et qui est de la grosseur d'une forte amande : ces dents, enveloppées de cette couche calcaire, ressemblent à un calcul vésical.

souvent à rétablir des dents et des gencives délabrées, et qu'aucun autre moyen n'avait pu améliorer avant son heureux emploi. Rien ne peut donc justifier l'erreur de ces malheureux obstinés, qui préfèrent courir la chance de la perte de leurs dents aux secours qu'on leur offre pour les en garantir; mais, s'ils repoussent la main qu'on leur tend, qu'ils laissent au moins aux autres une chance de salut qu'ils refusent.

De l'emploi des Dentifrices en général.

Lorsque la bouche est mise en état par un habile dentiste, il faut l'entretenir, comme nous l'avons dit plus haut, par des soins journaliers : on se sert généralement pour ses dents de poudre, d'élixir, d'opiat, etc. Beaucoup de ces préparations sont bonnes, mais aussi, combien il y en a qui, tout en jouissant d'une grande réputation, ont un effet délétère pour les dents! Généralement, toutes les poudres et les élixirs que beaucoup de marchands vendent, surtout les parfumeurs, sont le plus souvent un assemblage d'ingrédients bizarres et dont l'usage n'est pas moins superflu. On n'a pas seulement erré en négligeant les remèdes simples et en recherchant les remèdes composés, on s'est encore abusé dans l'usage qu'on en fait, en s'en servant indistinctement dans tous les cas; on n'a pas assez distingué les circonstances où l'on devait s'en abstenir de celles où il était convenable de s'en servir ; de là les inconvénients qui résultent de l'abus des opiats, élixirs, poudres, comme médicaments généraux, et dépendant de la composition vicieuse et de l'application déplacée qu'on en fait. Un même et seul remède, toujours doué d'une vertu vraie et spéciale, est fidèle dans ses effets, facile à préparer, et à la portée de tout le monde : tel est le suc d'une plante, d'un fruit écrasé et réduit sans être altéré, une décoction vulnéraire, simple ou miellée, etc. ; ces moyens sont préférables, surtout pour certaines maladies des gencives.

Des hommes célèbres dans tous les temps, tels que Paracelse, Ettmuller, et tant d'autres, ont élevé leur voix pour publier l'avantage des remèdes simples.

Quant à moi, le dentifrice que je conseille à mes clients est une poudre soluble dont voici la formule :

Sucre de lait,	200 grammes.
Tannin très-pur,	10 grammes.
Carmin,	4 grammes.

Essence de menthe, ou d'anis, ou d'ambre musqué, quelques gouttes : ces essences n'étant que pour parfumer, c'est au goût de la personne.

Broyez exactement dans un mortier de porcelaine la laque avec le tannin et une petite quantité de lactine ; ajoutez ensuite le restant du sucre de lait et les essences ; triturez le tout jusqu'à ce que le mélange soit parfaitement homogène. Le sucre de lait, quoique soluble, est cependant assez résistant pour agir mécaniquement sur l'émail des dents sans l'altérer ; quant au tannin, il sert, par ses propriétés astringentes, à maintenir la pulpe gengivale dans un état de tonicité convenable. Outre que cette poudre ne contient aucun principe capable d'attaquer chimiquement l'émail, son extrême douceur et la ténuité des molécules qui la composent l'empêchent de rayer mécaniquement ; c'est pour cela que je la propose comme préférable aux autres.

Maintenant voici la formule de l'élixir que je préfère :

Alcool vulnéraire,	1 litre.
Ecorce d'orange,	30 grammes.
Graine d'ambrette,	30 grammes.
Teinture de benjoin,	4 grammes.
Essence de menthe,	1 gramme.

Une cuillerée à café, tous les matins, dans la valeur d'un quart de verre ordinaire. Il est encore d'autres élixirs plus ou moins antiodontalgiques, antinévralgiques et antiscorbutiques, dont nous épargnerons au lecteur la fastidieuse énumération. Quant à moi, sûr des bons résultats que j'ai obtenus, dans ma pratique, de la poudre et de l'élixir dont je viens de donner les formules, je suis convaincu que les élixirs ne sont pour la plupart que des liqueurs aromatiques qui servent à masquer la fétidité de l'haleine et tonifier les gencives.

Je termine cet aperçu de l'hygiène dentaire en donnant quelques préceptes généraux. Tout le secret est d'éviter tout ce qui peut être nuisible à l'intégrité des dents; il faut se garder :

1° De faire usage de lotions froides, en se levant, pour se laver la tête; d'employer aucun répercussif pour faire disparaître les taches du visage, ni aucune préparation pour teindre les cheveux.

2° De casser des corps durs avec ses dents, en un mot, de faire un étau de ses mâchoires.

3° De briser aucun lien avec les dents de devant ou incisives.

4° De laisser séjourner aucune substance alimentaire dans les caries que les dents pourraient présenter, et surtout de faire abus de substances, telles que le corail, la pierre ponce, la crème de tartre, les eaux et les élixirs acides.

5° Avoir bien soin de ne pas prendre des aliments ou des boissons froides après des aliments ou des boissons chaudes, et si la bouche a été en contact avec une température très-élevée, ne pas s'exposer au grand air, qui, en pénétrant dans la bouche, contraste avec la chaleur générale qu'y a déterminée, par exemple, de la fumée plus ou moins brûlante du cigare ou de la pipe : il s'ensuit des inflammations de la pulpe dentaire, capables d'entraîner la carie des dents qui, par leur structure ou leur position, ont déjà une tendance à cette affection.

6° Eviter le séjour des lieux bas et humides ou voisins de quelque rivière ou marais.

7° Ne pas prendre en trop grande quantité de certaines eaux minérales : leur emploi journalier agace les dents, les rend douloureuses, les couvre d'un enduit noirâtre.

8° S'abstenir de manger beaucoup de sucreries; les confitures, les dragées, et tous les aliments sucrés ne contribuent pas peu à la destruction des dents, parce que le suc gluant qui en provient s'insinue dans les gencives et s'agglutine sur les dents, et qu'il y a dans ce suc un acide pénétrant et corrosif qui finit par les altérer. Je n'entends ici que proscrire l'abus et enseigner les moyens d'obvier aux inconvénients qui peuvent résulter d'un excès de friandises : ceux qui aiment les sucreries, et qui en usent fréquemment, ont rarement les dents belles; c'est pourquoi il faut avoir le soin, après avoir mangé des sucreries, de se rincer la bouche avec de l'eau tiède, pour dissoudre et enlever ce qui pourrait être resté dans les gencives et les interstices des dents.

Il est beaucoup d'autres causes qui peuvent encore altérer les dents; mais, comme la plupart s'a-

dressent à toute la constitution, ce serait entrer
trop loin dans le domaine de la pathologie générale
que de les énumérer toutes. En offrant au public ce
petit ouvrage, je n'ai jamais eu la prétention de
faire un traité complet d'hygiène dentaire; un
jour, je l'espère, j'entreprendrai cette tâche, en
m'efforçant, à l'aide d'une longue expérience et
d'études soutenues, de le rendre aussi utile que
possible.

Prothèse et Orthopédie Dentaire.

S'il y a une vérité à jamais démontrée, c'est
qu'une chose réellement bonne, réellement utile et
importante, finit toujours par triompher des préjugés, d'un injuste oubli, et même de l'indifférence
publique. Les passions, l'injustice, les intérêts
contraires, ont beau s'opposer à la connaissance de
ce qui est en effet, le grand et plein jour de la vérité arrive tôt ou tard, et l'on juge avec une parfaite connaissance de cause ce qui n'avait été que
confusément apprécié. Ces réflexions sont de tout
point applicables aux dents artificielles à adhésion
moléculaire.

L'art du dentiste ne consiste pas à extraire des
dents, mais à les conserver, s'il est intervenu à
temps, et à les remplacer, si elles n'existent plus.
Lors donc qu'on a perdu quelques dents, à part
toute coquetterie et tous soins bien entendus de sa
personne, c'est une nécessité de recourir aux dents
artificielles, sur le devant, pour conserver la netteté de la parole et de la prononciation; sur les
côtés, pour empêcher les dents de se coucher et
faciliter la mastication. Dans ce cas, il est important de s'adresser à un dentiste habile et conscien-

cieux, sûr des procédés qu'il emploie : des ressources de son expérience dépendent le bien-être
de la personne et la conservation des dents qui lui
restent. Il n'est pas étonnant qu'un art d'une aussi
grande utilité que celui de dentiste, et qui intéresse
à un si haut degré l'attention des familles et des
gens du monde, stimule l'imagination d'un praticien ; et il ne peut y avoir de ma part ni vanité
ni égoïsme en cherchant à faire connaître à mes
confrères et au public les perfectionnements que
je suis parvenu à y introduire, et les recherches auxquelles je me suis livré pour faire sortir cet art
précieux des bornes de la vieille routine, où depuis
si longtemps il est resté stationnaire et immobile,
surtout chez beaucoup de dentistes de province.

J'avoue que ce n'est pas sans une sorte de répu-
gnance que j'aborde ce dernier article. Le charlatanisme, ayant envahi l'art du dentiste, a tellement
exagéré ses ressources et abusé des bonnes comme
des mauvaises choses, qu'on a à craindre d'être en-
taché, aux yeux du monde, de cette rouille fâcheuse
qui compromet et jette une défaveur sur ce qu'il y
a de réel et d'utile dans notre profession. Ne voit-
on pas en effet chaque jour paraître des prospectus,
des réclames dans les journaux, qui annoncent de
prétendus nouveaux systèmes dentaires, des compositions soi-disant nouvelles? Que l'homme de
l'art examine consciencieusement, et il ne trouve
en définitive rien autre de neuf que la forme d'une
prétention calculée; il ne s'est agi toujours jusqu'à
présent que d'une même idée, d'un même système,
acquis depuis longtemps, et que chaque dentiste
présente sous des déguisements divers, des déno-
minations plus ou moins bizarres, prétentieuses ou
mensongères.

Tous ces merveilleux procédés n'aboutissent en

définitive qu'à des déceptions fâcheuses pour les personnes assez crédules pour s'y laisser prendre sans aucune information ou sans examen. Le nouveau système de prothèse dentaire que j'applique depuis quelques années dans ma pratique se résume par la pose de l'attraction moléculaire et adhésive, pour la fixation de pièces artificielles dans la bouche. Par leur composition, leur beauté, leur durée et leur diaphanéité, ces dents peuvent servir facilement à tous les usages auxquels la nature a destiné nos dents. Ce nouveau système surtout est d'un grand service pour les bouches qui ont une grande sensibilité et irritabilité; ce nouveau mode de pose débarrasse pour toujours les personnes obligées de recourir au ministère du dentiste des pénibles inconvénients qui sont inséparables des moyens grossiers de fixation employés jusqu'à ce jour.

Deux ou trois dentistes ont voulu se concilier la faveur du public en lui promettant, par des annonces pompeuses, la pose des dents sans avoir recours aux moyens vicieux de prothèse que nos devanciers employaient; mais tout le monde sait aujourd'hui que leurs promesses n'étaient qu'une captieuse illusion. Les défauts et le mal qu'ils avaient promis de bannir n'ont fait que changer de forme, et s'ils annoncent avoir renoncé aux crochets et ligatures, c'est pour y substituer un agent non moins redoutable.

En réfléchissant aux progrès que quelques dentistes prétendent avoir introduits dans la mécanique dentaire relative à la pose de dents et dentiers, je me demande en quoi consiste la supériorité tant vantée de l'odontotechnie moderne.

C'est une erreur, en prothèse dentaire : 1° de prétendre avoir un système exclusif pour le remplacement des dents; 2° de l'appliquer dans toutes les bouches. Le système que j'emploie a rendu de grands services à des personnes dont la bouche se trouvait dans de si mauvaises conditions, que, par les anciens procédés, il eût été impossible de poser aucune pièce; mais il y a une variété infinie de cas où il n'y a qu'un dentiste habile et consciencieux qui puisse déterminer ce qu'il faut employer; et si l'on rencontre des personnes qui s'en vont mécontentes d'un dentiste à l'autre, il ne faut l'attribuer qu'à leur ignorance; car, je le répète, en fait de prothèse dentaire, il ne peut y avoir de système exclusif; il n'y a que la supériorité d'exécution qui souvent constitue une très-grande différence. C'est au dentiste à fixer lui-même la substance dont les dents artificielles et les dentiers doivent être de préférence fabriqués, et c'est aux personnes qui doivent en faire usage à se soumettre avec patience aux essais qu'il est obligé de répéter plusieurs fois pour en assurer la confection : c'est souvent à cause du peu de docilité qu'elles ont apporté à permettre de prendre d'exactes mesures, que quelques personnes renoncent à faire usage de ces pièces artificielles.

Si c'est au dentiste à reconnaître l'état de la bouche sur laquelle il est appelé à ajuster quelques pièces artificielles, c'est à la personne qui réclame ses soins à lui fournir, par l'exposé des accidents sous l'influence desquels elle a perdu les dents qu'elle veut faire remplacer, un indice certain qui réglera la détermination qu'il pourra prendre à cet égard. Par ce moyen, le premier s'évitera le désagrément de faire une opération inutile, et dont l'insuccès ne peut que compromettre son art; la seconde éludera l'inconvénient d'avoir aggravé, par l'irritation que ces pièces déterminent toujours au moment de leur application, une disposition

maladive, que des soins bien entendus ou un simple
retard auraient fait disparaître. C'est particulièrement chez les personnes délicates, de constitution
catarrhale, comme le sont la plupart des femmes
qui ont constamment habité le centre des grandes
villes, ou qui ont été affaiblies par quelque maladie
de longue durée, qu'il est fréquent de rencontrer
des gencives molles, saignantes, gonflées, parfois
même fongueuses.

C'est surtout dans ce dernier cas que le nouveau système que j'applique par l'adhésion moléculaire rend un grand service, par la douceur de
son application, par sa légèreté, par le peu de
gêne qu'il communique dans la bouche ! Auxiliaire très-heureux pour les dents qui restent, c'est
le seul mode rationnel pour les personnes dont
le mauvais état des gencives ou des dents, et dont
la sensibilité ou l'irritabilité n'avaient pas permis
jusqu'à ce jour de pouvoir porter aucune pièce.

Par ce simple exposé, le lecteur a pu juger des
inconvénients et des dangers attachés à tous ces systèmes d'odontotechnie qui, depuis Fauchard, ont
trouvé des imitateurs et des partisans. Tel était encore l'état de la prothèse dentaire il y a quelques
années, lorsque je résolus de substituer aux erre-
ments d'une méthode vieillie et discréditée, un nouveau système de dents plus en harmonie avec les
exigences de chaque bouche, en un mot, d'une application générale pour celles dont la sensibilité
nerveuse n'avait pu supporter les traitements depuis longtemps préconisés. Pour arriver à ce but,
j'ai donc cherché une matière propre à remplacer
les dents absentes, et à donner à cette matière une
préparation pour qu'elle imitât parfaitement la
nature, tant sous le rapport des nuances et de la
forme que de la bonne position, et de manière à

rendre la mastication aussi facile que par les dents
naturelles. Pour cela, il fallait trouver un mode particulier d'ajustement, pour que mes dentiers, soit
partiels, soit complets, s'adaptassent d'eux-mêmes
à l'arcade dentaire et s'y fixassent avec solidité, sans
efforts et sans douleurs. Après bien des essais souvent
réitérés, souvent infructueux, je fus assez heureux
pour trouver une matière parfaite, d'un grain serré,
d'un émail brillant, se sculptant, ou plutôt se moulant
sur nature, dans les formes les plus délicates, les plus
variées, sans cependant perdre rien de sa solidité.
Beauté, transparence, animation, elle réunit tout.

Toutefois, non content d'avoir trouvé une matière qui imitait parfaitement la nature, au point
de tromper l'œil le plus exercé, j'ai voulu que mes
râteliers fussent solidement fixés dans la bouche
par la seule attraction moléculaire et adhésive,
sans recourir à ces armures, à ces tiges, plaques,
crochets, ressorts et pivots, dont l'emploi, pour
certaines bouches, est si dangereux pour l'écono-
mie, et la pression si destructive pour les gencives
et les dents qui servent de point d'appui. En conséquence, mes dentiers, partiels ou complets, étant
moulés en quelque sorte sur nature, la précision
est parfaite, l'articulation, suivant les règles anato-
miques du jeu de la mastication.

Facilité d'ôter et de placer mes nouveaux dentiers à adhésion moléculaire.

D'après les anciens systèmes d'odontotechnie,
il était difficile, pour ne pas dire impossible, d'ôter
une pièce artificielle, sans s'exposer à des douleurs
très-vives ; il n'en est pas de même de mes nouvelles
dents artificielles. Toute personne, même étrangère
à l'art du dentiste, peut les ôter et les placer avec
autant de facilité qu'une bague ou un dé au bout

du doigt; le socle, ou cuvette odontophore, s'adapte avec une précision si juste aux inégalités de la voûte palatine, qu'aucun effort de la mastication ne peut les déplacer; mais la pression n'est pas telle qu'on ait à craindre le plus léger inconvénient lorsqu'on ôte le dentier pour le nettoyer.

Les dents fixées à l'aide de pivots, de ressorts ou de crochets, ne servent qu'à dissimuler cette disgracieuse difformité que laisse toujours après elle la perte d'une ou de plusieurs dents; le plus léger effort suffisait presque toujours pour rompre le pivot et détacher les crochets ou les plaques. Avec le nouveau système, mes pièces de prothèse dentaire sont exemptes de tous ces inconvénients; en effet, par leur admirable précision et l'heureuse harmonie avec laquelle la partie supérieure tombe et s'engrène avec l'inférieure, en s'emboîtant comme dans la nature, il est presque superflu de dire qu'avec les dents et les dentiers que je confectionne d'après mon nouveau système de prothèse, la mastication des substances les plus dures s'opère d'une manière parfaite, le timbre de la voix se perfectionne, et l'articulation des sons se fait avec une netteté et une pureté des plus remarquables.

Avec les dentiers à adhésion, plus de douleurs.

Il y a quelques années à peine, les personnes qui voulaient remplacer les dents perdues par des pièces artificielles, hésitaient longtemps avant de se soumettre aux tortures de l'ancienne prothèse, et certes leurs craintes n'étaient pas sans fondement. J'ai déjà dit que la fixation d'une dent à pivot nécessitait de la part de la personne une grande patience et beaucoup d'énergie pour supporter les douleurs quelquefois cruelles de cette opération. La perforation de la racine dans laquelle devait s'opérer l'implantation, nécessaire parfois, n'était pas sans danger, et il arrivait souvent qu'après les douleurs les plus vives , le patient arrachait le pivot qui avait produit une irritation insupportable. Il en était de même des armures, crochets, etc., dont le moindre inconvénient était, suivant l'illustre professeur Bégin, de corroder et de déchausser les dents, et de gêner tous les mouvements de la bouche.

Avec les dents à adhésion moléculaire, plus de gêne, plus de douleurs, plus de ces opérations, véritables mutilations, contre lesquelles protestent la raison et l'expérience; rien de ce cortége d'accidents qui compliquent et accompagnent les opérations de la chirurgie dentaire. Désormais, avec mon système, les opérations sont d'une simplicité et d'une innocuité extrêmes, et s'accomplissent sans douleur ni dégoût.

De la nécessité que le dentiste confectionne lui-même ses pièces artificielles.

Il ne s'agit pas, pour être dentiste, d'être opérateur habile; il faut, de plus, être adroit mécanicien. Malheureusement, beaucoup de dentistes ont négligé cette partie, que nous regardons comme la plus importante de notre art ; beaucoup n'ont jamais confectionné de pièces, et se sont toujours contentés de les donner à faire à un ouvrier bijoutier. Il y a cependant des auteurs, Gariot entre autres, qui ont soutenu qu'un dentiste ne devait s'occuper que de la pose des dents artifielles, et en laisser l'exécution à des ouvriers mécaniciens salariés à cet effet. Je ne saurais trop m'élever contre cette manière de voir, et je dis que, pour que les pièces soient bien faites, bien entendues, il faut que le dentiste soit mécanicien; il n'y a que lui qui, par sa connaissance de la structure de la bouche, si variée dans le nombre infini de personnes que nous voyons, puisse en diriger la confection. En effet, est-ce un ouvrier qui pourra remédier et apporter toutes les modifications qu'exige si souvent la prothèse dentaire? et comme l'a dit avec raison un praticien distingué, qui s'est acquis une juste réputation par ses importants travaux sur l'art du dentiste : « En quoi que ce soit, il faut, au besoin, que le dentiste puisse mettre la main à l'œuvre, et avoir assez d'activité et d'amour de son art pour le faire souvent.» C'est le simple bon sens qui nous indique ce précepte : En toute chose, pour devenir maître, il faut avoir été élève. Le public, qui en cela est le meilleur juge que nous puissions invoquer à l'égard de notre dire, lorsqu'il fait l'éloge d'un bon dentiste, ne manque jamais d'ajouter qu'il construit ses dentiers lui-même. Ainsi donc, avant d'embrasser cette profession, il faut bien consulter ses goûts, ses aptitudes, et avoir acquis la conviction qu'on est doué d'une habileté naturelle en fait de conception mécanique; il faut que les principes de notre art lui soient tout-à-fait familiers, qu'il possède les théories les plus savantes, les connaissances les plus profondes de la composition anatomique des dents, pour opérer avec distinction, établir et travailler les pièces artificielles si variées, et pour exercer avec succès la partie manuelle de l'art du dentiste, la plus agréable sans doute, parce qu'elle rivalise avec la nature; la plus utile, parce qu'elle nous fait oublier la perte de nos dents, que tant de maladies concourent à détruire.

Ce que je viens de dire à l'égard de mon système pour les dents et dentiers est également applicable à mes obturateurs du palais : par leur coaptation, leur juxta-position, les perforations dégoûtantes de la voûte palatine sont remédiées instantanément ; la parole, qui était perdue, est redevenue aussi pure, aussi nette qu'auparavant. La pièce la plus remarquable que j'aie faite est un dentier complet à obturateur. Voici un fait, je l'espère, qui pourra justifier l'avantage de ce que j'ai avancé : M. B..., Allemand, officier supérieur, avait eu, à la suite d'un coup de feu, la mâchoire supérieure brisée, et cet accident lui avait fait perdre presque toutes ses dents; il ne lui restait que la seconde petite molaire du côté droit, et la pénultième du côté gauche ; mais là ne se bornait pas cette affreuse mutilation, qui fut suivie d'une perforation presque complète de la voûte palatine. Depuis dix-huit mois, il avait porté des obturateurs qui ne remplissaient qu'imparfaitement le but qu'on en attendait. Désolé de ne pouvoir remédier qu'incomplètement à une affection aussi dégoûtante, il m'avoua que plusieurs fois il avait été tenté de mettre fin à son supplice et d'en finir avec ses tourments, lorsqu'enfin, étant venu faire un voyage en France, M. Bonnet, médecin à Paris, l'envoya chez moi, au mois de juin de l'année dernière 1849. J'examinai l'état de sa bouche, sa conformation, et, après examen, je lui promis de lui faire un dentier obturateur. Quinze jours après, je lui posai son dentier, ce qui lui procura de suite un grand soulagement. Cependant je fus encore obligé d'y retoucher : je donnai à la voûte palatine une forme ovoïde, je diminuai les dents de longueur, après quoi la voix fut aussi pure, aussi franche qu'avant l'accident; les fonctions de la bouche dans l'acte de la mastication se firent aussi comme auparavant.

Je pourrais citer bien d'autres faits ; mais, comme il me tarde d'abréger cet écrit, je me bornerai seulement à faire connaître la lettre que m'écrivit, il y a deux ans, le docteur Trépoz, au sujet d'un obturateur et d'une pièce à redressement que je fis pour une jeune fille qui avait une obliquité interne des dents de la mâchoire supérieure.

« Monsieur,

» Je vous remercie doublement de l'application toute nouvelle que vous venez de faire de vos dentiers et de vos obturateurs ; je vous remercie en mon nom personnel et au nom de la philanthropie. Vos dentiers complets, ainsi que vos ingénieux appareils pour l'orthopédie dentaire, sont un véritable bienfait au point de vue d'hygiène et de traitement. Je suis heureux d'avoir à vous rendre cette justice, et de reconnaître que votre système ne pouvait être mieux interprété que par mes nombreux confrères de Paris et de l'étranger. C'est donc avec le sentiment de la plus vive reconnaissance que je vous dis encore une fois merci en mon nom, Monsieur, mais aussi au nom de l'humanité.

» Agréez, M., mes salutations, etc.

» TRÉPOZ,
» D.-M. »

Je suis arrivé à peu près au terme de la tâche que je m'étais imposée. J'ai voulu faire connaître aux public que, pour certains dentistes, leur art n'est que l'œuvre d'un ignorant charlatanisme, qui éloigne de nous un nombre infini de personnes, regardant notre profession comme un composé de systèmes aussi dangereux que frivoles. J'espère qu'on verra avant tout, dans cet écrit sans prétention, le désir que j'ai eu d'être utile aux personnes qui réclament nos soins, et de pouvoir faire connaître la vérité en la donnant dans son sens le plus précis. J'aime à croire aussi que l'approba-

tion du public ne me fera pas défaut dans l'espoir que j'ai eu de rendre service aux femmes, et
surtout aux mères de famille; je serai suffisamment
dédommagé par ce résultat, et cette seule satisfaction
me ferait supporter avec résignation les imputations
d'une jalouse critique contre des essais qu'une ri-
valité de profession mal entendue taxera peut-être
de témérité; critique à laquelle tout homme s'expose, quand l'amour de son art le porte à combattre l'erreur et à détruire l'empire des préjugés.

De la Fluxion et de sa méthode curative.

§ I.

On appelle fluxion toute matière morbifique ou
superflue qui s'est amassée ou fixée tout-à-coup
dans une partie du corps. Cette matière qui com-
mence à se former, ou qui provient de l'humeur
peccante déjà formée ailleurs, ne pouvant être ex-
pulsée par la partie solide à cause de son inaction,
produit une enflure, une chaleur extraordinaire, et
de la rougeur au visage; elle occasionne le batte-
ment des artères, le ptyalisme, l'insomnie, la
fièvre, des douleurs pulsatives, l'engorgement des
vaisseaux, des glandes et de leurs canaux excrétoires.

L'enflure provient de ce que le sang, arrêté dans
ses propres vaisseaux, ne circule plus, de manière
que celui qui abonde, trouvant un obstacle à son
passage, force tous les vaisseaux par de violentes
secousses, et produit en même temps une douleur
pulsative. La rougeur vient de la grande quantité
du sang qui s'engorge et séjourne en cette partie,
et qui distend violemment les vaisseaux capillaires.
Le mouvement des particules des liqueurs grossières

occasionne la chaleur extraordinaire, d'où s'ensuivent la fièvre, le gonflement et la compression
des glandes, la tension de leurs parties voisines,
et le ptyalisme. Enfin l'insomnie provient de l'irritation que l'âcreté des sels qui se séparent du sang
produit sur les nerfs du cerveau.

Cette maladie peut encore être produite par une
contusion qui comprime ou rompt les vaisseaux
sanguins, et qui empêche la circulation du sang;
ou par un dérangement des liqueurs arrêtées dans
leurs propres vaisseaux, ou dans les interstices de
ces mêmes vaisseaux. Ces liqueurs ainsi amassées,
ne pouvant être dirigées ou expulsées, à cause de
la débilité ou de la mauvaise qualité de la partie et
de l'extrême obstruction des pores, corrompent la
chaleur naturelle, et occasionnent une tumeur.

Les dents et les alvéoles cariées, ou les fractures,
peuvent aussi produire le même effet, par l'irritation que la carie ou la fracture produit sur les parties qui l'environnent.

Le pléthore, le scorbut, la suppression des règles
ou d'un flux hémorrhoïdal, auquel certaines personnes sont sujettes, ainsi que la saignée négligée
dans les grossesses, surtout aux femmes qui sont
pléthoriques et cacochymes, occasionnent souvent
cette sorte de maladie, par le séjour que les humeurs font dans les environs des dents cariées.
Cette maladie en général provient de cause chaude,
ou de cause froide.

On connaît aisément la première, en ce qu'elle
est accompagnée d'un extrême gonflement des
vaisseaux, de la rougeur du visage, d'une grande
chaleur, et même d'une fièvre violente, dans les
personnes sanguines, colériques, jeunes et vigou-
reuses.

La fluxion de cause froide attaque ordinairement

les personnes cachectiques, et qui abondent en sé-
rosités. Elle se manifeste par la pâleur du visage,
l'enflure œdémateuse, la faiblesse du pouls, par
une douleur médiocre et fort longue ; au lieu que,
celle de cause chaude est accompagnée de douleurs
violentes, mais de peu de durée.

§ II.

Les dentistes sont si souvent tombés dans de fâcheuses méprises, faute de savoir distinguer la
fluxion phlegmoneuse d'avec l'érysipélateuse, que,
pour leur faire éviter cet inconvénient, je me suis
déterminé à donner ici des notions claires et suffi-
santes de ces deux différentes maladies.

La fluxion phlegmoneuse est une tumeur humo-
rale, avec forte tension et avec rougeur, chaleur et
douleurs très-vives, par les pulsations réitérées qui
s'ensuivent. Cette tumeur résiste au toucher, sans
changer de couleur. L'érysipèle est une tumeur hu-
morale et superficielle, qui se manifeste par une
rougeur sur une petite partie de la peau, qui s'é-
tend et s'élève souvent en petites vessies remplies
d'un suc lymphatique, puis s'aplanit, et change
de place en laissant la partie affectée fort saine,
tandis que l'épiderme tombe en écailles : cette tumeur cède au toucher, blanchit à l'impression du
doigt, et redevient rouge un instant après.

La fluxion est difficile à guérir dans les corps
cacochymes ou de mauvaise complexion ; elle est
dangereuse lorsque les amygdales et les parotides
se gonflent, en ce qu'elle empêche la déglutition et
la respiration.

Le commencement de la fluxion phlegmoneuse
se distingue au tact ; l'accroissement s'en connaît
par l'augmentation de la fièvre et des douleurs
pulsatives ; le stase se manifeste par la fluctuosité

de la partie, et par la diminution de la fièvre et des douleurs ; enfin le déclin s'annonce par l'insensible résolution, par la suppuration, ou par la dureté.

La fluxion qui se termine par insensible résolution est la plus douce et la plus facile à guérir ; car elle se dissipe souvent sans corruption d'humeur ni de la partie qu'elle occupe. Celle dont la matière est virulente et maligne exige une voie résolutive parfaite ; l'endurcissement est très-rebelle aux remèdes, et souvent incurable.

Les signes de résolution sont la légèreté de la partie, et la diminution de la chaleur, des pulsations et des douleurs ; ceux de la suppuration sont l'accroissement de la chaleur, des pulsations et des douleurs à la partie affectée. Lorsqu'il se fait une prompte résolution de la partie la plus subtile de l'humeur, il reste une matière compacte, attachée, endurcie et sans douleur.

Curation de la Fluxion.

La fluxion (1) ne doit point être abandonnée aux soins de la nature, surtout lorsque les amygdales et les glandes parotides se gonflent ; il faut la résoudre dans son commencement, et réprimer promptement l'humeur qui la rend phlegmoneuse, et dont l'accroissement peut devenir fort dangereux.

Le premier soin sera d'aider la circulation des liqueurs, et de prévenir l'extrême engorgement des vaisseaux, par quelques saignées, qui, en diminuant la quantité du sang, font révulsion ou dérivation. On donnera quelques lavements émollients et laxatifs, si toutefois le malade n'a pas le ventre

---

(1) J'ai vu de ces fluxions occasionnées par les dents cariées, dégénérer en ulcère fistuleux, qui, après avoir détruit le périoste et carié l'os de la mâchoire, jetait une matière noirâtre et de mauvaise odeur.

libre. S'il est tourmenté de grandes douleurs, de fièvre violente ou de continuelles insomnies, on modérera les mouvements du sang avec quelques rafraîchissements, dans lesquels on ajoutera un grain de laudanum de Sydenham ou bien quelques grains de sirop diacode, selon l'état du malade et la prudence du médecin, qui fera réitérer et augmenter la dose, si la première ne suffit pas.

Si le corps est mal disposé et que les premières voies soient embarrassées, on purgera le malade avec des remèdes très-doux, comme la rhubarbe, la manne, le sel de guindre, etc. On appliquera sur la partie affligée des résolutifs faits avec du lait chaud, pour dissoudre et subtiliser les liqueurs grossières contenues dans les vaisseaux engorgés ou dans leurs interstices, et pour leur rendre une fluidité capable de les faire rentrer ou circuler dans leurs vaisseaux, de les faire transpirer par les pores, et même de s'évacuer par les canaux excrétoires des glandes. On peut pour cela se servir d'un cataplasme fait avec le lait et la farine de lin, auquel on ajoutera l'huile de lys et de safran commun. La cure de ces sortes de fluxions varie si souvent par l'application des cataplasmes résolutifs, que les médecins les plus célèbres y sont souvent trompés. On a vu des fluxions résister aux plus forts remèdes, et céder aux plus doux. Les différentes circonstances m'ont fait employer plusieurs topiques, et je continuais toujours celui qui produisait le meilleur effet.

Le cataplasme suivant m'a souvent réussi, en le renouvelant de temps en temps : on prend mauve, guimauve, seneçon, pariétaire et violettes, parties égales ; on les fait bien cuire dans une suffisante quantité d'eau de fontaine ; on en tire la pulpe à travers un linge ou par un tamis de crin ; on dissout ensuite cette pulpe dans la décoction, et on y ajoute de la farine de lin ; on fait digérer le tout à petit feu, en remuant toujours ; on y jette du miel commun et de la gomme ammoniaque, dissoute dans le vinaigre ; on remet encore sur le feu cette composition pendant une demi-heure, en la remuant, et quand on l'ôte du feu, on y ajoute huile de camomille, de lys et l'onguent d'althæa.

Si l'on ne se trouvait pas dans un lieu convenable, on ferait cuire seulement les herbes émollientes ci-dessus avec la sauge, l'absinthe, la camomille, et le mélilot, dans une partie de vin et d'eau, et on les appliquerait chaudement sur la joue. Les émollients contiennent des parties aqueuses capables d'étendre et de délayer les humeurs qui forment la fluxion. Les résolutifs, comme je l'ai déjà dit, dissolvent, subtilisent et redonnent la fluidité aux liqueurs grossières dont l'amas superflu forme la fluxion.

Si la douleur, la chaleur, la tension et les pulsations de la partie affligée augmentent, et qu'il survienne de la fièvre, il faudra cesser le premier cataplasme, et en substituer d'anodins et d'adoucissants, qui abondent en parties sulfureuses et aqueuses, pour ralentir les mouvements des liqueurs et relâcher les fibres des parties trop tendues ; ce qui calmera l'inflammation et les douleurs qu'elle cause. Pour cet effet, on emploiera le lait, la mie de pain, le jaune d'œuf, le safran, et suffisante quantité d'huile de lys et de camomille. Pendant l'usage de ces cataplasmes, qu'on changera de deux heures en deux heures, on appliquera une moitié de figue grasse sur la gencive où le phlegmon se forme ; si l'on s'aperçoit que la fluxion se dispose à s'abcéder, ce que l'on connaîtra par les indications que j'ai déjà données, on joindra à ce dernier cataplasme l'onguent d'althæa et la pulpe de deux oignons de lys cuits sous la cendre, pilés ensemble dans un mortier; on y mêlera l'huile de mélilot et l'onguent basilicum, puis on appliquera ce cataplasme sur la joue pour aider à fondre la matière.

Si la fluxion est œdémateuse, on la desséchera en y appliquant souvent des compresses trempées dans l'eau-de-vie camphrée, où l'on aura mis un peu de safran en poudre. On ne saignera point le malade dans ces sortes de fluxions, de crainte de relâcher les vaisseaux et de diminuer l'oscillation des artères, qui n'est déjà que trop ralentie.

Lorsque le pus est formé, et que le phlegmon ne perce pas naturellement, il faut alors l'ouvrir dans l'endroit le plus bas de l'abcès, et en évacuer promptement toute la matière pour ne lui pas donner le temps de communiquer sa malignité aux parties voisines, et de former des sinus fistuleux.

Toute la matière étant évacuée, on fera des injections dans la plaie avec de l'eau vulnéraire un peu tiède, dans laquelle on pourra mettre une partie de mon élixir et un peu de miel rosat; on se rincera souvent la bouche avec un gargarisme composé d'eau de rose, de miel rosat et de camphre.

Je ne saurais trop recommander de s'appliquer à bien connaître la nature de la fluxion et de ne la pas confondre avec l'érysipèle, auquel les huiles sont très-pernicieuses, tant parce qu'elles détendent les vaisseaux déjà trop faibles et relâchés, que parce qu'elles bouchent les pores de la peau et empêchent la transpiration subtile du visage, qui ne peut souffrir aucun topique dans cette maladie, pas même un linge trempé dans du vin. Cette transpiration étant ainsi interceptée, les vaisseaux sanguins de la face se déchirent et forment des abcès

et des phlegmons gangrenés; ou l'érysipèle rentre
dans la tête et devient mortel.

J'ai vu quelquefois dissiper de fortes fluxions en tenant pendant
longtemps sur la partie, de la laine grasse. Les anciens ont recom-
mandé cette laine, que Celse appelle *Lana flaccida*, pour amortir
et résoudre

OBSERVATION

SUR L'EXTRACTION D'UNE DENT

A LA SUITE DE LAQUELLE

LE SINUS MAXILLAIRE S'EST TROUVÉ A DÉCOUVERT.

Si, pour faire avec succès les opérations de haute
chirurgie, on a besoin de beaucoup de prudence,
de connaissances profondes en anatomie, de beaucoup de pratique et de savoir-faire, il ne faut pas
croire que les opérations qu'un dentiste est appelé
à faire dans la bouche et sur les dents, n'exigent
qu'un travail de main ; il faut à la légèreté de la
main que le praticien réunisse les connaissances
nécessaires en anatomie, en observations judicieu-
ses et précises. Il ne s'agit pas toujours d'arracher;
mais, comme je l'ai déjà dit dans cet écrit, la mis-
sion d'un dentiste doit être tout-à-fait conservatrice, et les hommes habiles et consciencieux s'at-
tachent plus à conserver qu'à détruire. Je n'ignore
pas qu'il existe des cas particuliers qui obligent
d'en venir à l'extraction, lors même qu'une dent
n'est pas gâtée ; heureusement ces cas sont rares :
telles sont cependant les maladies du sinus maxil-

laire, une suppuration des gencives longue et dou-
teuse, ou de violentes douleurs rhumatismales.

Généralement on ne se fait pas une grande idée de
l'extraction des dents; cette opération, on la regarde
comme très-facile, et souvent sans conséquence ;
mais, lorsqu'on en considère avec attention toutes
les difficultés, et tous les graves incidents qui souvent en résultent lorsque cette opération est mal
faite, c'est alors qu'on en sent toute l'importance,
et que l'on voit combien elle exige, dans certains
cas, de précautions, de connaissances et de pratique de la part de celui qui est appelé à la faire. Si
quelquefois il existe des extractions faciles, fait que
nous sommes les premiers à reconnaître, disons aussi
qu'il se rencontre des dents dont la conformation des
racines est si irrégulière et si extraordinaire, qu'elle
embarrasse souvent le dentiste, même le plus adroit
et le plus expérimenté.

En voici un exemple : Le 21 Juin 1847, le docteur Landouzy me recommanda le nommé D.., à qui
un dentiste de réputation justement méritée n'avait pu
tirer la racine d'une première grosse molaire. Telle
était sa position : le haut de la couronne des deux
voisines, qui formait l'intervalle, était fermé des
deux côtés par lesdits bords de ces deux dents; la
pénultième grosse molaire et la seconde des petites
molaires s'étaient luxées ou penchées sur cet intervalle. Le dentiste que l'on avait consulté ne trouvant point de prise au-dehors de cette racine pour
établir son repoussoir, et ayant remarqué que sa
partie postérieure paraissait devoir résister à l'effort
de l'instrument, pensa qu'avant de tenter l'extraction de cette racine, il fallait ôter l'une de ces deux
molaires, quoique toutes les deux fussent saines, et
qu'il ne fût pas possible d'y introduire la branche
du pélican, qu'on n'eût auparavant élargi la place,

en sacrifiant une de ces deux dents penchées. Une pareille proposition ne pouvait guère être acceptée, sans qu'au préalable on eût consulté quelque autre dentiste. On vint chez moi, j'examinai la racine en question, je remarquai qu'elle était cassée obliquement, du dedans au dehors de la bouche, en sorte que sa partie antérieure était emportée jusqu'au-dessous du bord de l'arcade alvéolaire, et que la partie postérieure excédait l'alvéole d'environ une demi-ligne.

Je remis l'opération deux jours après : je fis faire un instrument exprès, au moyen duquel je réussis à tirer cette redoutable racine, sans préjudice aux dents voisines.

Le praticien à qui il se présente des cas exceptionnels, lorsqu'il a essayé et tenté les moyens les plus convenables, se trouve dans la nécessité d'abandonner l'opération, ou du moins de la différer, et d'avoir recours à des remèdes généraux et des palliatifs, pour ne pas exposer le malade à des dangers très-grands et presque inévitables, et aussi pour ne pas risquer lui-même sa propre réputation. L'observation ci-jointe en est un exemple.

Au mois de décembre dernier, un Anglais, sir Henri Parkinson, lieutenant de la marine royale, vint me consulter, de la part du docteur Mercier, sur des douleurs qu'il ressentait dans un des sinus maxillaires. On lui avait extrait, trois semaines auparavant, la première des grosses dents molaires de la mâchoire supérieure, du côté droit ; le lendemain de l'opération, il eut une violente hémorrhagie qui dura jusqu'au soir et qui ne céda qu'au bouton-de-feu, qu'on lui appliqua plusieurs fois.

Le lendemain de cette hémorrhagie, en se réveillant, il ressentit des douleurs si vives, si aiguës, que, ne sachant que faire, il retourna chez le den-

tiste qui lui avait fait cette opération ; ce dentiste
lui assura que tout son mal ne provenait que d'une
carie de la mâchoire, et que, par conséquent, il
n'y avait pas de sa faute ; mais qu'il fallait faire
panser et faire des injections détersives dans cette
plaie, afin, dit-il, de guérir cette affection, qui, si
on retardait le traitement, pouvait être très-dange-
reuse. Cette personne suivit exactement le traitement ordonné par ce dentiste, pendant huit ou dix
jours, mais les injections lui causaient des douleurs inouïes, qui s'étendaient jusque dans une des
fosses orbitaires et nasales ; l'apophyse orbitaire
surtout était d'une extrême sensibilité. Ne voyant
aucune amélioration ni soulagement, il alla chez
le docteur Mercier, qui me l'adressa. Ayant examiné avec soin sa bouche, je reconnus : 1º qu'en
faisant l'opération, on avait emporté avec la dent
une partie considérable de l'os maxillaire, ainsi
qu'une partie du tissu de la gencive ; il me fut facile d'introduire une sonde très-forte dans le sinus
maxillaire. 2º Je reconnus qu'il restait deux racines de la pénultième des grosses molaires, ce qui
lui causait de très-vives douleurs ; ces racines
étaient un obstacle à la réunion des parties solides.
Je retirai ces deux racines, et nettoyai la plaie avec
une eau spiritueuse. Cette pénultième avait été
cassée, j'ignore comment et s'il y avait longtemps.
3º La membrane pituitaire était très-tuméfiée et
douloureuse au toucher, ce qui provenait de la dé-
chirure des parties ; mais ce qui exaspérait encore
les douleurs, c'étaient les injections faites, peut-
être avec trop peu de ménagement, dans le sinus,
et l'introduction de coton imbibé d'une poudre
trop irritante.

Après avoir bien examiné la partie malade, je
reconnus que la carie du maxillaire n'existait pas,

et je traitai son affection comme simple. Après l'extraction des deux racines, le traitement devenait bien simple : je lui ordonnai de se gargariser souvent avec une décoction d'orge et de miel rosat, animée d'eau vulnéraire, avec une faible addition d'alun. Enfin, au bout d'un mois, toutes les douleurs disparurent, le fond du sinus se referma; la gencive parfaitement cicatrisée, il ne resta au bord alvéolaire qu'une sinuosité, assez profonde, qui rappellera toujours le souvenir d'une opération qui n'a pas été faite avec toute la prudence et tout le ménagement possibles; car, quand bien même une dent qu'on veut extraire se trouverait barrée, ou aurait une forte adhérence, il faut redoubler de précaution, ne pas se presser, employer tous les moyens qui sont en notre pouvoir pour dilater l'alvéole, faire graduellement la luxation de la dent que l'on veut extraire; après cela, prendre les pinces courbes ordinaires pour terminer l'opération.

Que le dentiste, dans de pareils cas, ne fasse pas attention au temps que pourra durer l'opération. Ces précautions sont nécessaires pour opérer sans danger, et après, on ne peut pas reprocher à l'opérateur d'avoir abusé de la confiance du public, qui trop souvent est victime de l'ignorance et de l'impéritie.

V. PIAULT,

Mⁿ-Dentiste à Paris,

AUTEUR D'UN

Nouveau système de Prothèse dentaire.

REIMS, IMPRIMERIE DE E. LUTON.